36 Rezepte für Menschen mit Appetitlosigkeit:

Natürliche Lebensmittel reich an Nährstoffen, um deinen Hunger zu stärken und Appetit anzuregen

Von

Joe Correa CSN

COPYRIGHT

Diese Publikation wurde entwickelt, um genaue und maßgebliche Informationen in Bezug auf das Thema zu liefern. Es wird mit dem Verständnis verkauft, dass weder der Autor noch der Verlag medizinische Beratung in Anspruch nimmt. Wenn ärztlicher Rat oder Hilfe erforderlich ist, wenden Sie sich bitte an einen Arzt. Dieses Buch gilt als Leitfaden und sollte in keiner Weise schädlich für Ihre Gesundheit verwendet werden. Konsultieren Sie bitte einem Arzt, bevor Sie diesen Ernährungsplan starten, um sicherzustellen, dass es das Richtige für Sie ist.

DANKSAGUNG

Dieses Buch ist meinen Freunden und meiner Familie gewidmet, die leichte oder schwere Erkrankungen hatten, um ihnen eine Lösung zu geben und damit Sie die notwendigen Veränderungen in Ihrem Leben vornehmen können.

36 Rezepte für Menschen mit Appetitlosigkeit:

Natürliche Lebensmittel reich an Nährstoffen, um deinen Hunger zu stärken und Appetit anzuregen

Von

Joe Correa CSN

INHALT

ÜBER DEN AUTOR

Nach Jahren der Nachforschung glaube ich wirklich an die positiven Auswirkungen, die eine richtige Ernährungsweise auf den Körper und Geist haben kann. Mein Wissen und meine Erfahrung hat mir geholfen gesünder zu leben über die Jahre und das habe ich auch an meine Familie und meine Freunde weitergegeben. Je mehr du über gesundes essen und trinken weißt, desto eher wirst du deine Lebens- und Essensgewohnheiten ändern wollen.

Die Ernährung ist ein Kernstück in dem Prozess des gesunden und längeren Lebens, so fang heute damit an. Der erste Schritt ist der wichtigste und der bedeutendste.

EINLEITUNG

36 Rezepte für Menschen mit Appetitlosigkeit: Natürliche Lebensmittel reich an Nährstoffen, um deinen Hunger zu stärken und Appetit anzuregen

Von Joe Correa CSN

Appetitlosigkeit ist ein weit verbreitetes Problem und ein erster Schritt und verursacht verschiedene Erkrankungen. Eine unzureichende Aufnahme von gesunden Nährstoffen schwächt das Immunsystem und das ist der kritische Moment, in dem wir anfangen, verschiedenen Bakterien, Viren usw. ausgesetzt zu werden.

Zu wenig Nährstoffe, wenig physische Aktivitäten und Medikamente sind die weit verbreitetsten Gründe für Appetitlosigkeit.

Aus meiner eigenen Erfahrung habe ich diese köstlichen Rezepte kreiert, welche mir geholfen haben meinen Appetit anzufeuern und eine ausgewogene Ernährung voller Nährstoffe zu haben.

Bei einer Kombination aus guter Ernährung mit 30 Minuten Sport jeden Tag, werden Resultate schnell sichtbar. Dieses Buch bietet großartige altmodische und klassische Rezepte mit einfachen Tricks, welche sie ansprechender und genießbarer machen und trotzdem einfach in der Herstellung bleiben.

Ein guter Trick, um Ihren Appetit zu erhöhen ist zu versuchen, Ihr Essen gut aussehen zu lasen, damit es verlockender zu essen ist.

Dieses Buch bietet eine Menge verschiedener Rezepte, die den Appetit steigern und jeden Tag mit der gleichen Freude zu essen.

Guten Appetit!

36 REZEPTE FÜR MENSCHEN MIT APPETITLOSIGKEIT: NATÜRLICHE LEBENSMITTEL REICH AN NÄHRSTOFFEN, UM DEINEN HUNGER ZU STÄRKEN UND APPETIT ANZUREGEN

1.   Cheddar Käse Casserole

Zutaten:

4 Freilandeier

1 cup Cheddar Käse, zerkrümelt

1 Paprika, gehackt

1 mittelgroße Zwiebel, geschnitten

2 große Kartoffeln, gerieben

½ tsp Salz

½ tsp schwarzer Pfeffer, gemahlen

1 tbsp Olivenöl

1 tsp Petersilie

Vorbereitung:

Heizen Sie den Ofen auf 370°F vor.

Heizen Sie das Öl in einer großen Bratpfanne über mittlerer Hitze vor. Fügen sie die Zwiebeln und braten Sie sie unter rühren für 1 Minute.

Fügen Sie nun die Kartoffeln und den Pfeffer hinzu. Für 5 Minuten kochen lassen oder bis die sie schön knusprig sind. Ständig rühren. Von der Hitze entfernen und in eine Auflaufform geben.

Die Eier darüber und den zerkrümelt Käse darüber geben. Die Hitze reduzieren und für 20 Minuten backen lassen oder bis es fertig ist. Aus dem Ofen nehmen und mit frischer Petersilie bestreuen. Zum Abkühlen beiseite stellen.

Servieren.

Nährwert Information pro Portion: Kcal: 292, Eiweiß: 17.5g, Kohlenhydrate: 5.8g, Fett: 1.4g

2.   Orange Cranberry Smoothie

Zutaten:

¼ cup Orangensaft

¼ cup Cranberries

½ cup griechischer Jogurt

¼ cup Magermilch

1 tbsp Chiasamen

1 tsp frische Minze, zerdrückt

Vorbereitung:

Alle Zutaten in einem Mixer kombinieren. Mixen bis alles weich ist und in ein großes Servierglas geben. Die frische Minze darüber geben. und für mindestens 1 stunde in den Kühlschrank stellen vor dem Servieren.

Genießen Sie es!

Nährwert Information pro Portion: Kcal: 326, Eiweiß: 13.1g, Kohlenhydrate: 32.4g, Fett: 10.6g

3. Speisestärke Hühnerbrüste

Zutaten:

2 Hühnerbrüste, knochen – und hautfrei, fein geschnitten

2 cups Speisestärke

2 mittelgroße Tomaten, gehackt

3 Knoblauchzehen, zerdrückt

1 großes Ei

1 tsp saisonaler Gemüsemix

½ tsp schwarzer Pfeffer, gemahlen

½ tsp Cayenne Pfeffer, gemahlen

1 tbsp Gemüseöl

1 tbsp saure Sahne

Vorbereitung:

Heizen Sie den Ofen auf 400°F vor.

Vermischen Sie die Speisestärke, Tomaten, Knoblauch, Cayenne Pfeffer und den saisonalen Gemüsemix in einem Mixer. Mixen bis die Masse weich ist. Beiseite stellen.

Die Eier in einer Schüssel schlagen. Das Fleisch in die Eier eintauchen und auf ein eingefettetes Backblech legen. Die vermischte Mixtur darüber geben. und gut mit einem Löffel alles abdecken.

Backen lassen für 20 Minuten oder bis das Hühnchen stichfest ist. Von der Hitze nehmen und beiseite stellen zum Abkühlen. Saure Sahne darüber geben für mehr Geschmack.

Nährwert Information pro Portion: Kcal: 244, Eiweiß: 25.3g, Kohlenhydrate: 22.8g, Fett: 5.7g

4.   Pfirsich und Heidelbeeren Parfait

Zutaten:

1 großer Pfirsich, gehackt

½ cup saure Sahne

1 cup Heidelbeeren

1 tbsp Honig

1 tbsp Mandeln, fein gehackt

Vorbereitung:

Die Zutaten wie aufgelistet schichten. Die Schichten wiederholen, bis das Glas voll ist.

Mit ein paar Granatäpfel Kernen bestreuen.

Für 30 Minuten in den Kühlschrank stellen, vor dem Servieren,

Nährwert Information pro Portion: Kcal: 310, Eiweiß: 12.4g, Kohlenhydrate: 43.2g, Fett: 7.7g

5. Würziger Reis mit Brokkoli

Zutaten

2 cups weißer Langkornreis

1 lb Brokkoli, halbiert

1 cup Champignons, gehackt

1/2 cup Sahne

1 cup Hüttenkäse, gerieben

½ tsp Salz

2 tbsp Olivenöl

½ tsp Chiliflocken

Vorbereitung:

Den Ofen auf 370°F vorheizen.

Den Reis nach Packungsanleitung kochen. Gut abtropfen lasen und beiseite stellen.

Die Pilze, Sahne und eine Prise Salz in einen Mixer geben. Gut vermischen, bis es cremig ist. Beiseite stellen.

Vorsichtig den Brokkoli in das kochenende Wasser geben und für 5 Minuten kochen lassen. Von der Hitze nehmen und gut abtropfen lasen.

Das Backblech mit Öl einfetten. Den Reis gleichmäßig darüber verteilen. Nun den Brokkoli über den Reis geben.

Die Pilzcreme mit einem Löffel darüber geben. Für 40 Minuten backen lassen. Aus dem Ofen nehmen und in Würfel schneiden zum Servieren. Mit Käse und Chilliflocken bestreuen.

Nährwert Information pro Portion: Kcal: 293, Eiweiß: 17.4g, Kohlenhydrate: 42.7g, Fett: 8.7g

6. Mexikanische Truthahn Frikadellen

Zutaten:

1 lb Truthahn Hackfleisch

½ cup Apfelessig

¼ tsp Knoblauch, zerdrückt

¼ tsp Kumin, gemahlen

1 tsp frischer Koriander, fein gehackt

¼ tsp Chili Pfeffer, gemahlen

1 tbsp Gemüseöl

Vorbereitung:

Alle Zutaten in eine große Schüssel geben. Gut verrühren, damit es sich vermischt. Kombinieren Sie alle Zutaten in einer großen Schüssel. Gut verrühren, damit es sich vermischt. Benutzten Sie ihre Hände, um die Frikadellen zu formen. Heizen Sie das Öl in einer großen Bratpfanne über mittlerer Hitze vor. Vorsichtig die Frikadelle mit einem Pfannenwender in die Pfanne legen. Auf beiden Seiten für 10 Minuten braten lassen.

Von der Hitze nehmen und gut abtropfen lassen mit Küchenpapier.

Mit einem frischen Gemüsesalat oder Joghurt servieren.

Sie können die Mixtur auch einfrieren und später verwenden.

Nährwert Information pro Portion: Kcal: 104, Eiweiß: 16.8g, Kohlenhydrate: 41.3g, Fett: 11.7g

7.   Rote Beete & Heidelbeeren Smoothie

Zutaten:

1 mittelgroße rote Beete, gehackt

¼ cup Heidelbeeren, gefroren

¼ cup Vanille Joghurt

1 tsp Zitronensaft

1 tsp Zitronenschale

1 tbsp Honig, roh

Vorbereitung:

Kombinieren Sie die rote Beete, Heidelbeeren, Vanille Joghurt, Honig und Zitronensaft in einem Mixer. Mixen Sie alles gut bis es weich ist.

Mit der Zitronenschale und Heidelbeeren bestreuen für extra Geschmack bestreuen. Vor dem Servieren für eine Stunde in den Kühlschrank stellen.

Nährwert Information pro Portion: Kcal: 119, Eiweiß: 4.2g, Kohlenhydrate: 14.5g, Fett: 5.3g

8.   **Mozzarella Toast**

Zutaten:

2 Knoblauchzehen, zerdrückt

2 tbsp Olivenöl

1 tsp frische Petersilie, fein gehackt

3 oz Mozzarella Käse, geschnitten

4 Scheiben Brot, getoastet

Vorbereitung:

Die Scheiben Brot tosten bis sie leicht braun sind. Mit einem Küchenpinsel das Öl auf den Scheiben verteilen. Eine dünne Schicht Käse darauf legen und mit ein bisschen frischer Petersilie bestreuen.

Sie können Tomatenscheiben oder Salatblätter hinzufügen für mehr Geschmack. Dies ist optional.

Nährwert Information pro Portion: Kcal: 142, Eiweiß: 6.3g, Kohlenhydrate: 6.5g, Fett: 4.3g

9.   Bananen Pfannkuchen

Zutaten:

1 große Banane, püriert

1 cup Mehl

2 Freilandeier

1 tbsp Honig

1 tbsp Backpulver

1 cup Magermilch

2 tbsp Gemüseöl

Vorbereitung:

Das Mehl mit Banane, Backpulver und Honig in eine große Rührschüssel geben. Gut verrühren.

In einer separaten Schüssel die Eier schlagen mit Milch und einem Esslöffel Öl. Nun diese Mixtur in die Mehlschüssel geben. Mit einem Schneebesen vermischen bis es ein klumpiger Teig ist.

Heizen Sie einen Esslöffel Öl in einer Bratpfanne über mittlerer Hitze vor.

Geben Sie nun ¼ cup des Teiges in die Pfanne und Braten Sie ihn bis er braun ist und dann mit einem Pfannenwender wenden.

Den Prozess wiederholen, bis es fertig ist.

Den Pfannkuchen mit Honig oder frischen Früchten ihrer Wahl servieren.

Nährwert Information pro Portion: Kcal: 235, Eiweiß: 7.2g, Kohlenhydrate: 48.2g, Fett: 5.3g

10.   Eier & grüne Zwiebeln Suppe

Zutaten:

4 cups Hühnerbrühe

2 große Eier

2 Eiweiß

1 cup grüne Zwiebeln, gehackt

1 Knoblauchzehen, zerdrückt

1 tsp Salz

½ tsp schwarzer Pfeffer, gemahlen

2 große Kartoffeln, geschält und in mundgerechte Stücke geschnitten

1 mittelgroße Karotte, geschnitten

1 tsp Speisestärke

1 cup grüne Zwiebel

1 tsp fein gehackte Petersilie

Vorbereitung:

Die Gemüsebrühe in einen tiefen Topf auf mittlerer Hitze geben. Zum Kochen bringen und von der Hitze nehmen. Beiseite stellen.

In einem separaten Topf die Kartoffeln und Karotten kombinieren. Eine Prise Salz hinzugeben und es zum Kochen bringen. Für 10 Minuten kochen lassen oder bis die Kartoffeln stichfest sind. Von der Hitze nehmen und gut abtropfen lassen. In die Gemüsebrühe geben.

Die Eier schlagen und die Eiweiße unterrühren. Die übrigen Gewürze hinzufügen und mit einem Deckel abdecken.

Die Hitze reduzieren und für 15 Minuten kochen lassen.

Nährwert Information pro Portion: Kcal: 325, Eiweiß: 21.7g, Kohlenhydrate: 47.2g, Fett: 7.3g

11.   Marinierte Forelle

Zutaten:

2 lbs trout, gesäubert

2 große Kartoffeln, geschält und in Spalten geschnitten

Für die Marinade:

3 tbsp Olivenöl

3 Knoblauchzehen, zerdrückt

1 tbsp frischer Rosmarin, fein gehackt

1 tsp weißer Pfeffer, zerdrückt

1 tsp getrockneter Thymian, gemahlen

1 tsp Salz

3 Lorbeerblätter

Vorbereitung:

Die Zutaten für die Marinade in einem großen Backblech kombinieren. Beiseite stellen.

Waschen und tupfen Sie den Fisch trocken. Mit der Marinade gut bedecken. In den Kühlschrank stellen für eine Stunde.

Den Ofen auf 400°F vorheizen.

Die Kartoffelspalten hinzufügen und für 25-30 Minuten backen oder bis Sie stichfest sind. Mit einer Zitronenscheibe servieren.

Nährwert Information pro Portion: Kcal: 279, Eiweiß: 24.6g, Kohlenhydrate: 56.7g, Fett: 14.8g

12.   Asiatischer Hühnchen Salat

Zutaten:

1 lb Hühnerbrüste, vorgekocht, in mundgerechte Stücke geschnitten

1 cup Frühlingszwiebeln, gehackt

1 cup Sellerie, gehackt

½ cup frische Petersilie, fein gehackt

1 tsp frischer Koriander, fein gehackt

2 cups Kopfsalat, gehackt

Für das Dressing:

1 tbsp Balsamico Essig

2 tbsp Orangensaft

1 tsp Salz

1 tbsp Gemüseöl

1 tsp Sesamsamen

1 tsp Mandeln, grob gehackt

¼ tsp schwarzer Pfeffer, gemahlen

Vorbereitung:

Alle Zutaten außer das Huhn in eine große Schüssel geben. Einmal umrühren und beiseite stellen.

Alle Zutaten für das Dressing in eine Rührschüssel geben. Gut umrühren und beiseite stellen für 10 Minuten, damit sich die Geschmäcker vermischen können.

Das Dressing über das Gemüse träufeln und das Huhn darüber legen. Mit Pfeffer für extra Geschmack bestreuen.

Nährwert Information pro Portion: Kcal: 246, Eiweiß: 24.6g, Kohlenhydrate: 98.7g, Fett: 10.3g

13.   Süße Kalb Steaks

Zutaten:

1 lb Kalb Steaks, knochenfrei, fein geschnitten

1 Orange, geschält und in Spalten geschnitten

½ kleine Zitrone, geschält

1 tbsp gelber Senf

1 tbsp Honig

2 tbsp Balsamico Essig

½ tsp Salz

½ tsp schwarzer Pfeffer, gemahlen

1 tbsp Basilikum, fein gehackt

Vorbereitung:

Den Ofen auf 400°F vorheizen.

Die Orange mit Zitrone, Senf, Honig und Essig in einen Mixer geben. Mixen bis es gut vermischt ist und beiseite stellen.

Die Steaks auf ein großes Backblech geben. Die Mixtur darüber gießen und mit Salz und Pfeffer bestreuen.

Für 45 bis 50 Minuten backen lassen oder bis es durch ist. Aus dem Ofen nehmen und mit frischem Basilikum servieren.

Nährwert Information pro Portion: Kcal: 121, Eiweiß: 16.2g, Kohlenhydrate: 12.3g, Fett: 5.6g

14. Couscous Tomaten Salat

Zutaten:

3 große Tomaten, gewürfelt

1 cup Couscous

½ cup Mozzarella Käse, gewürfelt

2 tbsp frische Frühlingszwiebeln, fein gehackt

2 tbsp Olivenöl

1 tbsp Zitronensaft

1 Knoblauchzehen, zerdrückt

¼ tsp schwarzer Pfeffer, gemahlen

1 tsp frische Basilikum, fein gehackt

1 cup Wasser

½ tsp rote Pfefferflocken

Vorbereitung:

Kombinieren Sie die Tomaten, Käse, Zitronensaft, Frühlingszwiebeln, Olivenöl, Knoblauch, Salz und Pfeffer Rührschüssel. Mit einem Deckel abdecken und in den Kühlschrank stellen. Marinieren für 30 Minuten, damit sich die Geschmäcker verbinden können.

Das Wasser in eine große Soßenpfanne geben und zum Kochen bringen. Den Couscous unterrühren und sofort von der Hitze nehmen. Mit einem Deckel abdecken und für 5 Minuten beiseite stellen. Ein paar Mal umrühren.

Nun die Tomaten und Käse Mixtur mit dem abgetropften Couscous in einer Servierschüssel vermischen. Den Basilikum unterrühren und gut vermischen.

Mit den Pfefferflocken für extra Geschmack bestreuen und servieren.

Nährwert Information pro Portion: Kcal: 142, Eiweiß: 5.8g, Kohlenhydrate: 28.4g, Fett: 6.3g

15.   Zitti Rind

Zutaten:

1 lb Rinder Steak, geschnitten in mundgerechte Stücke

2 kleine Zwiebeln, geschnitten

1 große Paprika, gehackt

1 mittelgroße Zucchini, geschält und gewürfelt

1 cup Tomatensoße

½ tsp Salz

½ tsp schwarzer Pfeffer, zerdrückt

1 tsp frische Petersilie, fein gehackt

Vorbereitung:

Das Öl in einem Slow Cooker über mittlerer Hitze vorheizen. Die Zwiebeln hinzufügen und braten bis sie glasig sind.

Das Fleisch, Paprika und Zucchini hinzufügen. Mit Salz und Pfeffer abschmecken. Gut verrühren.

Mit einem Deckel abdichten und die Hitze reduzieren. Für 20 Minuten kochen lasen und von der Hitze nehmen. Für 15 Minuten stehen lassen und dann den Deckel abnehmen.

Währenddessen der Packungsanleitung folgen und die Zitti Pasta kochen. Gut abtropfen lassen und auf eine Servierplatte geben.

Das Fleisch zu der Pasta geben und servieren. Darüber die frische Petersilie geben.

Warm servieren.

Nährwert Information pro Portion: Kcal: 121, Eiweiß: 16.2g, Kohlenhydrate: 12.3g, Fett: 5.6g

16.   Kohl Suppe

Zutaten:

1 lb Kohl, zerkleinert

1 cup Sellerie, gehackt

4 mittelgroße Karotten, geschnitten

2 Knoblauchzehen, zerdrückt

2 große Tomaten, gehackt

1 mittelgroße Zwiebel, gehackt

½ tsp Salz

1 tsp saisonaler Gemüsemix

1 cup Gemüsebrühe

3 cups Wasser

Vorbereitung:

Die Tomaten und Zwiebeln in einem Mixer geben und mixen bis sie weich sind.

Währenddessen die anderen Zutaten in einen Slow Cooker geben. Die Tomaten und Zwiebel Mixtur unterrühren.

Mit einem Deckel abdecken und für 4 Stunden auf mittlerer Hitze kochen lassen.

Nährwert Information pro Portion: Kcal: 87, Eiweiß: 2.4g, Kohlenhydrate: 17.2g, Fett: 6.4g

17.   Rote Paprika mit Ziegenkäse

Zutaten:

1 cup Ziegenkäse, zerkrümelt

2 große Paprika, ohne Kerne, in Streifen geschnitten

2 Knoblauchzehen, zerdrückt

1 kleine Zwiebel, geschnitten

1 tbsp Olivenöl

1 tbsp Honig

1 tbsp Apfelessig

1 tsp getrockneter Basilikum, zerdrückt

2 ganze Salatblätter

½ tsp Salz

¼ tsp schwarzer Pfeffer, gemahlen

Vorbereitung:

Das Öl in einer großen Bratpfanne über mittlerer Hitze vorheizen. Die Zwiebeln und Knoblauch hinzufügen und braten bis sie glasig sind. Die Paprika hinzufügen und für 10 Minuten kochen lassen oder bis sie stichfest sind.

Den Honig, Essig, Basilikum, Salz und Pfeffer unterrühren. Unter ständigem Rühren für 5 weitere Minuten kochen lassen. Von der Hitze nehmen und abkühlen lassen.

Die Salatblätter auf eine Servierplatte legen. Die Paprika mit der Soße auf die Blätter geben und mit Käse bestreuen.

Nährwert Information pro Portion: Kcal: 165, Eiweiß: 6.5g, Kohlenhydrate: 4.8g, Fett: 14.3g

18.   Guaven Mango Smoothie

Zutaten:

1 mittelgroße Mango, geschält und gehackt

1 mittelgroße Guave, geschält und gehackt

½ cup griechischer Joghurt

¼ cup Magermilch

1 tbsp Honig

1 tbsp Schlagsahne

1 tsp Kakao, roh

Vorbereitung:

Die Mango, Guave, Joghurt, Milch und Honig in einen Mixer geben. Mixen bis es weich ist. In ein Servierglas geben und die Schlagsahne darüber geben. Mit Kakao für mehr Geschmack bestreuen!

Nährwert Information pro Portion: Kcal: 115, Eiweiß: 4.1g, Kohlenhydrate: 24.5g, Fett: 1.2g

19.   Spinat & Cheddar Käse Salat

Zutaten:

5 oz Baby Spinat, fein gehackt

½ cup Cheddar Käse, zerkrümelt

1 großer Apfel, zerkleinert

Für das Dressing:

1 tbsp Balsamico Essig

3 tbsp Extra Natives Olivenöl

1 tbsp Dijon Senf

1 tsp Kumin, gemahlen

1 tsp saisonaler Gemüsemix

1 tbsp Wasser

½ tsp Salz

½ tsp schwarzer Pfeffer, gemahlen

Vorbereitung:

Alle Dressing Zutaten in einer Rührschüssel kombinieren. Gut vermischen und beiseite stellen.

Den Baby Spinat und den zerkleinerten Apfel in einer großen Servierschüssel kombinieren. Mit dem Käse bestreuen. Die Marinade darüber träufeln und alles gut vermischen. Beiseite stellen für ein paar Minuten, damit sich die Geschmäcker vermischen können.

Sofort Servieren.

Nährwert Information pro Portion: Kcal: 420, Eiweiß: 8.2g, Kohlenhydrate: 15.8g, Fett: 21.6g

20.   Quinoa Chili Eintopf

Zutaten:

8 oz Champignon, geschnitten

1 cup Kidney Bohnen, vorgekocht, abgewaschen und abgetropft

½ lb Hühnerbrüste, haut- und knochenfrei, in mundgerechte Stücke geschnitten

1 cup Quinoa, vorgekocht

½ cup Hüttenkäse, gerieben

1 kleine Chilischote, gehackt

½ tsp getrockneter Oregano, gemahlen

½ tsp Kumin, gemahlen

1 cup Tomatensoße

3 cups Hühnerbrühe, ungesalzen

½ tsp frische Koriander, fein gehackt

1 cup Wasser

Vorbereitung:

Die Pilze und das Wasser in eine große Bratpfanne über mittlerer Hitze geben. Mit einem Deckel abdecken und für 10 Minuten kochen lassen oder bis es stichfest ist. Von der Hitze nehmen und beiseite stellen.

Die Kidney Bohnen, Oregano, Kumin und Chili in einen Mixer geben. Mixen bis es weich ist und in die Pilz Pfanne geben. Die Hühnerbrühe darüber gießen und das Huhn und die Tomatensoße dazugeben.

Quinoa und Koriander hinzufügen. Gut umrühren, damit es sich vermischt. Mit einem Deckel abdecken und für 20 Minuten kochen lasen. Von der Hitze nehmen und den Käse unterrühren. Beiseite stellen und ein paar Minuten abkühlen lassen.

Mit frischem Koriander bestreuen und warm servieren.

Nährwert Information pro Portion: Kcal: 210, Eiweiß: 17.8g, Kohlenhydrate: 32.4g, Fett: 5.7g

21. Rosinen und Karotten Salat

Zutaten:

1 cup Rosinen, gehackt

5 mittelgroße Karotte, geschnitten

1 cup Frühlingszwiebel, gehackt

¼ cup Mandel, grob gehackt

Für das Dressing:

2 tbsp Zitronensaft

2 tbsp Olivenöl

½ tsp Curry Pulver

1 tbsp Ahornsirup

Vorbereitung:

Alle Dressing Zutaten in eine große Rührschüssel geben. Gut umrühren, bis es vermischt ist, und beiseite stellen.

Nun alle Salat Zutaten vermischen in einer mittelgroßen Servierschale und mit dem Dressing beträufeln. Sofort servieren.

Nährwert Information pro Portion: Kcal: 219, Eiweiß: 4.7g, Kohlenhydrate: 27.8g, Fett: 3.2g

22.   Lachs Gemüse Omelett

Zutaten:

6 Freilandeier

4 oz wilder geräucherter Lachs, hautfrei, knochenfrei und gewürfelt

¼ cup Spargel, gehackt

1 Knoblauchzehen, zerdrückt

1 tsp frische Dill, zerdrückt

1 kleine Zwiebel, geschnitten

1 tsp Zitronensaft

1 tbsp Olivenöl

2 tbsp frische Petersilie, fein gehackt

1 tbsp Magermilch

½ tsp Salz

¼ tsp schwarzer Pfeffer, gemahlen

Vorbereitung:

Die Eier in einer Rührschüssel schlagen. Milch, Dill, Petersilie, Salz und Pfeffer hinzufügen. Gut vermischen und dann beiseite stellen.

Währenddessen das Öl in einer großen Bratpfanne auf mittlerer Hitze vorheizen. Den Knoblauch und Zwiebeln hinzufügen. Für 5 Minuten unter rühren braten. Den Spargel und Zitronensaft hinzufügen. Für 4-5 Minuten unter gelegentlichen rühren kochen lassen.

Die Eier Mischung hinzufügen und für weitere 3-4 Minuten kochen lassen und dann das Omelett wenden. Nun die Lachsstücke hinzufügen und weitere 2 Minuten kochen lassen. Von der Hitze nehmen und warm servieren.

Nährwert Information pro Portion: Kcal: 169, Eiweiß: 12.5g, Kohlenhydrate: 5.3g, Fett: 10.3g

23.   Haferflocken Smoothie

Zutaten:

½ cup Haferflocken

½ cup griechischer Joghurt

1 tbsp Honig

½ cup frische Erdbeeren, halbiert

1 tbsp Quinoa

Vorbereitung:

Alle Zutaten in einen Mixer geben. Mixen bis es weich ist und dann in ein Servierglas geben. Mit Quinoa bestreuen für extra Geschmack.

Für 30 Minuten in den Kühlschrank stellen vor dem Servieren.

Nährwert Information pro Portion: Kcal: 212, Eiweiß: 19.8g, Kohlenhydrate: 33.6g, Fett: 1.8g

24.   Schwarz & Weiß Suppe

Zutaten:

5 oz weiße Bohnen

5 oz schwarze Bohnen

2 mittelgroße rote Zwiebeln, zerdrückt

1 mittelgroße Karotten, geschnitten

4 oz Rosenkohl, halbiert

2 Knoblauchzehen, fein gehackt

5 cups Hühnerbrühe (oder Gemüsebrühe für Vegetarier)

½ tsp schwarzer Pfeffer, gemahlen

½ tsp Meersalz

1 tbsp Gemüseöl

Vorbereitung:

Die Bohnen und Linsen in einen großen Topf geben. Genug Wasser hinzugeben das sie vollständig bedeckt sind. Dann auf hoher Hitze zum Kochen bringen. Von der Hitze nehmen und das Wasser einziehen lassen für eine Stunde. Gut abtropfen lassen und beiseite stellen.

Währenddessen das Öl in einem tiefen Topf über mittlerer Hitze vorheizen. Zwiebeln hinzufügen und unter rühren anbraten für ein paar Minuten oder bis sie glasig sind. Den Rosenkohl und Karotten hinzufügen. Unter gelegentlichem Rühren für 2 Minuten kochen lassen. Nun 5 cups der Hühnerbrühe und die vorgekochten Bohnen und Linsen hinzufügen. Mit der Brühe die Dicke der Suppe abstimmen. Eine Prise Salz und Pfeffer zum Abschmecken hinzufügen.

Die Hitze reduzieren und mit einem Deckel abdecken. Für 45 Minuten kochen lassen. Von der Hitze nehmen und ein wenig abkühlen lassen.

Mit ein wenig frischer Petersilie bestreuen. Das ist aber optional.

Nährwert Information pro Portion: Kcal: 179, Eiweiß: 11.3g, Kohlenhydrate: 31.7g, Fett: 15.4g

25.   Warmer Pfirsich und Cranberries Haferbrei

Zutaten:

½ cup getrocknete Pfirsiche, gehackt

½ cup getrocknete Cranberries, gehackt

1 tbsp Leinsamen

¼ cup Magermilch (oder Kokosnussmilch)

1 tbsp Honig

1 tsp Vanilleextrakt

1 tsp Kakao, roh

Vorbereitung:

Pfirsich mit Cranberries und Leinensamen in einen mittelgroßen Topf geben. Wasser hinzugeben, bis alles bedeckt ist. Zum Kochen bringen und die Hitze reduzieren. Die Milch hinzufügen und für 2 weitere Minuten kochen lassen. Von der Hitze nehmen und den Honig und Vanille unterrühren.

In einer Servierschale geben und mit Kakao bestreuen für mehr Geschmack.

Nährwert Information pro Portion: Kcal: 258, Eiweiß: 2.6g, Kohlenhydrate: 51.4g, Fett: 10.2g

26. Portobello Pilz Burgers

Zutaten:

5oz Portobello Pilze

¼ cup Extra Natives Olivenöl

2 Knoblauchzehen, zerdrückt

½ tsp getrockneter Oregano, zerdrückt

1 tbsp Petersilie, fein gehackt

¼ tsp Meersalz

¼ tsp frisch gemahlener schwarzer Pfeffer

3 tbsp Mayonnaise

2 tbsp Cheddar, gerieben

1 große Zwiebel, fein gehackt

Vorbereitung:

In einer mittelgroßen Schale das Olivenöl mit dem Knoblauch, Oregano, Petersilie, Salz und Pfeffer vermischen. Mit einem Küchenpinsel die Mixtur über jeden Pilz streichen und für 20 Minuten beiseite stellen.

In einer weiteren Schüssel die Mayonnaise mit dem Cheddar und der gehackten Zwiebel vermischen. Wahlweise mit Salz verfeinern. Mit dieser Mixtur die Pilze füllen

Die Grillpfanne vorheizen über mittlerer Hitze. Die Pilze reingeben, mit dem Kopf nach oben, und für 7 Minuten kochen lassen oder bis es leicht verschmmort ist.

Nährwert Information pro Portion: Kcal: 204, Eiweiß: 10.5g, Kohlenhydrate: 12.2g, Fett: 15.7g

27. Huhn Scallopini in cremiger Soße

Zutaten:

2 halbe Hühnerbrüste, knochen- und hautfrei

¼ cup Butter

1 Knoblauchzehen, zerdrückt

1 tsp getrockneter Oregano

¼ cup frischer Zitronensaft

1 cup Champignon, geschnitten

½ cup Gorgonzola Käse, gehackt

1 cup saure Sahne

3 tbsp Parmesan, gerieben

½ tsp Salz

½ cup Mehl

1 tbsp Honig

½ cup Wein

Vorbereitung:

In einer kleinen Schüssel das Mehl mit saurer Sahne, Butter, Honig, Parmesan Käse und Gorgonzola. Frischen Zitronensaft hinzufügen und mit einem elektrischen Mixer auf hoher Stufe vermischen.

Die Hühnerbrüste mit Salz und Oregano abschmecken. In einen Slow Cooker geben. Die cremige Mixtur, Wein, Pilze und Knoblauch hinzufügen.

Den Slow Cooker abdecken und auf 6-7 Stunden einstellen.

Nützlicher Tipp:

Der Wein kann mit frischen Orangensaft für einen süßerer Geschmack ersetzt werden.

Nährwert Information pro Portion: Kcal: 273, Eiweiß: 45.3g, Kohlenhydrate: 9.4g, Fett: 4.8g

28. Mandel und Vanille Smoothie

Zutaten:

½ cup Kokosnussmilch

2 große Eier

1 tbsp Kokosnussöl

1 tbsp Mandel, zerdrückt

1 tsp purer Vanilleextrakt, zuckerfrei

½ cup Wasser

½ tsp Stevia

Vorbereitung:

Alle Zutaten in einen Mixer geben und pürieren bis es gut vermischt ist. Kalt servieren.

Nährwert Information pro Portion: Kcal: 498 Eiweiß: 31g, Kohlenhydrate: 5g , Fett: 40g

29.   Brokkoli und Rind Pasta Auflauf

Zutaten:

14 oz mageres Hackfleisch

17oz getrocknete Pasta

12 oz Brokkoli, geschnitten

½ cup Tomatenmark

1 tsp getrockneter Oregano, gemahlen

½ tsp Salz

¼ cup Butter, geschmolzen

1 tbsp Olivenöl

½ cup Cheddar Käse, gerieben

Vorbereitung:

Das Tomatenmark mit Oregano und der geschmolzen Butter kombinieren. Gut verrühren.

Das Olivenöl auf mittlerer Hitze aufheizen. Das Hackfleisch, mit Salz gewürzt, hinzufügen und unter ständigem rühren kochen bis es braun ist. Von der Hitze nehmen. Den Brokkoli unten im Kocher platzieren und dann die getrocknete Pasta, Hackfleisch und Tomatenmark Mixtur dazugeben.

Abdecken und auf niedriger Stufe für 4-6 Stunden einstellen oder bis die Pasta weich ist. Von der Hitze nehmen und mit dem Cheddar bestreuen. Wieder abdecken und den Käse schmelzen lassen.

Warm servieren.

Servier Tipp:

Mit saurer Sahne oder griechischem Joghurt garnieren.

Nährwert Information pro Portion: Kcal: 327, Eiweiß: 13.6g, Kohlenhydrate: 42.5g, Fett: 12.5g

30.   Mango Haferbrei

Zutaten:

1 mittelgroße Mango, gehackt

1 mittelgroße Ananas, gehackt

½ cup Butter

2 tbsp Kokosnussflocken

2 cups Kräcker, zerkleinert

1 tsp Honig

Vorbereitung:

Den Ofen auf 375°F vorheizen.

Die zerkleinerten Kräcker mit dem Honig und den Kokosnussflocken in einer Rührschüssel vermischen.

Die Butter in einer Bratpfanne schmelzen und in die Kräcker Mischung geben. Alles gut verrühren, damit es sich vermischt. Beiseite stellen.

Die Mango- und Ananastücke auf ein großes Backblech legen. Die Kräckermixtur gleichmäßig darüber geben. In den Ofen schieben und für 25 Minuten backen oder bis es stichfest ist. Aus dem Ofen nehmen und abkühlen lassen.

Darüber eine Kugel Eiscreme geben.

Nährwert Information pro Portion: Kcal: 251, Eiweiß: 8.4g, Kohlenhydrate: 42.6g, Fett: 7.3g

31.   Rind Stroganoff

Zutaten:

2 lbs Eintopf Rind

1 oz Butter

2 große Zwiebeln, fein gehackt

1 Knoblauchzehen, zerdrückt

1 cup Champignons, geschnitten

½ cup Gorgonzola, zerkrümelt

1 ½ cup saure Sahne

½ tsp Salz

½ tsp schwarzer Pfeffer, gemahlen

¼ cup Wasser

3 cups Reis, vorgekocht

Vorbereitung:

Die Zutaten, bis auf die saure Sahne, in einem Slow Cooker vermischen. Abdecken und auf niedriger Stufe für 8 Stunden einstellen.

Wenn Sie die Hitze hoch einstellen, können Sie es auch auf 5 Stunden einstellen.

Wenn es fertig ist, die saure Sahne unterrühren und servieren.

Nährwert Information pro Portion: Kcal: 292, Eiweiß: 20.6g, Kohlenhydrate: 41.2g, Fett: 6.2g

32.   Cremige Käse Avocado

Zutaten:

1 reife Avocado

1 große Tomate, fein gehackt

1 große Zwiebel, geschält und fein gehackt

2 tbsp Extra Natives Olivenöl

2 tbsp Tomatenmark, zuckerfrei

¼ cup Cheddar Käse, gerieben

1 tbsp frischer Zitronensaft

½ tsp Salz

1 tsp Cayenne Pfeffer

Vorbereitung:

Den Ofen auf 350°F vorheizen. Etwas Backpapier auf einem Backblech auslegen und beiseite stellen.

Die Avocado halbieren und den Kern entfernen. Mit einem scharfen Messer gekreuzte Schnitte machen, damit die Gewürze besser einziehen können.

I

In einer mittelgroßen Bratpfanne das Olivenöl über mittlerer Hitze vorheizen. Die Zwiebeln unter rühren für 2-3 Minuten oder bis sie glasig sind braten. Dann die gehackten Tomaten hinzufügen. Weiter kochen lassen bis sie stichfest sind. Nun das Tomatenmark, frischer Zitronensaft, Salz und Cayenne Pfeffer hinzufügen. Ein letztes Mal umrühren und von der Hitze nehmen.

Jede Avocado Hälfte mit dieser Mixtur füllen und mit dem Cheddar bestreuen. Für 20 Minuten backen.

Nährwert Information pro Portion: Kcal: 410 Eiweiß: 1.4g, Kohlenhydrate: 9.4g , Fett: 2.6g

33. Kirschen Spinat Smoothie

Zutaten:

½ cup Kirschen, gefroren oder frische, kernlos

¼ cup Spinat, gehackt

1 mittelgroße Banane, geschnitten

½ cup Mandelmilch

1 tbsp Honig

Vorbereitung:

Die Zutaten in einen Mixer geben und gut vermischen. Mit ein paar Eiswürfeln servieren.

Nährwert Information pro Portion: Kcal: 58 Eiweiß: 1.4g, Kohlenhydrate: 9.4g , Fett: 2.6g

34.   Blumenkohl Macaroni mit italienischer Knoblauch Soße

Zutaten:

6 cups Blumenkohl

3 große reife Tomaten

3 tbsp Extra Natives Olivenöl

2 Knoblauchzehen, zerdrückt

½ tsp getrockneter Oregano

¼ tsp Salz

¼ cup frischer Limettensaft

½ cup Kokosnusmehl

1 cup Gemüsebrühe

Vorbereitung:

Den Ofen auf 350° vorheizen.

Den Blumenkohl in einem tiefen Topf geben und genug Wasser hinzufügen, bis er bedeckt. Kochen lassen bis es gar ist. Von der Hitze nehmen und abtropfen lassen. Beiseite stellen.

Die Tomaten schälen und grob schneiden. Sicherstellen das die Flüssigkeit nicht verloren geht.

Das Olivenöl über mittlerer Hitze aufheizen. Den Knoblauch hinzufügen und unter rühren für ein paar Minuten anbraten. Nun die Tomaten, Oregano und Salz hinzufügen. Die Hitze reduzieren und kochen lassen bis die Tomaten weich sind. Den Limettensaft hinzufügen und unter ständigem rühren für 10 weitere Minuten kochen lassen. Die Hitze ausschalten und den Blumenkohl hinzufügen und abdecken.

Für 10 Minuten stehen lassen und auf ein leicht eingefettetes Backblech geben. Gleichmäßig die Gemüsebrühe darüber geben.

Für 15-20 Minuten backen lassen oder bis es eine gute Färbung bekommt.

Nährwert Information pro Portion: Kcal: 293, Eiweiß: 12.5g, Kohlenhydrate: 9g, Fett: 3.99g

35.   Schoko-Kokos Smoothie

Zutaten:

1 großes Ei

1 tbsp Kokosnussöl

1 tsp Chiasamen

¼ cup Kokosnusmilch

½ cup Wasser

1 tsp Stevia

1 tbsp roher Kakao, zuckerfrei

½ tsp Vanilleextrakt, zuckerfrei

Vorbereitung:

Alle Zutaten in einen Mixer geben und gut vermischen. Kalt servieren.

Nährwert Information pro Portion: Kcal: 293, Eiweiß: 12.5g, Kohlenhydrate: 9g, Fett: 3.99g

36. Vegetarische Pizza gefüllte Paprika

Zutaten:

3 große grüne Paprika

2 große Tomaten, grob gehackte

2 tbsp Tomaten Pizza Soße, zuckerfrei

1 tsp getrockneter Oregano

½ tsp Thymian

4oz Mozzarella Käse, geschnitten

3 tbsp Parmesan Käse

1 tbsp Petersilie, fein gehackt

4 tbsp Extra Natives Olivenöl

½ tsp Salz

¼ tsp schwarzer Pfeffer, frisch gemahlen

Vorbereitung:

Den Ofen auf 350° vorheizen. Ein Backblech mit Backpapier auslegen und beiseite stellen.

Mit einem scharfem Messer die Paprika halbieren und die Kerne entfernen. Jede mit etwas Olivenöl innen einfetten. Beiseite stellen.

In einer mittelgroße Schüssel Mozzarella mit Tomaten, Pizza Tomaten Soße, Thymian, Oregano, Petersilie und 2 Esslöffel Olivenöl vermischen. Gut vermischen und damit die Paprikahälften füllen. Mit Salz und Pfeffer würzen und mit Parmesan bestreuen.

Für 20 Minuten backen lassen.

Nährwert Information pro Portion: Kcal: 205, Eiweiß: 11g, Kohlenhydrate: 5g, Fett: 12g

WEITERE WERKE DES AUTORS

70 Effiektiv Rezepte um Übergewicht zu bekämpfen oder zu vermeiden: Verbrenn Fett schnell durch die richtige Diät und schlaune Ernährung

Von

Joe Correa CSN

48 Akne lösende Rezepte: Der schnelle und natürliche Weg um deine Akne Probleme in weniger als 10 Tagen zu lösen!

Von

Joe Correa CSN

41 Alzheimer vorbeugende Rezepte: Reduzieren oder bekämpfen Sie ihr Zustand in 30 Tagen oder weniger!

Von

Joe Correa CSN

70 Effektive Brustkrebs Rezepte: Beuge vor oder bekämpfe Brustkrebs mit schlauer Ernährung und starkem Essen

Von

Joe Correa CSN

www.ingramcontent.com/pod-product-compliance
Lightning Source LLC
Chambersburg PA
CBHW051038030426
42336CB00015B/2943